LE TRAITEMENT

DES

COLIQUES HÉPATIQUES

A

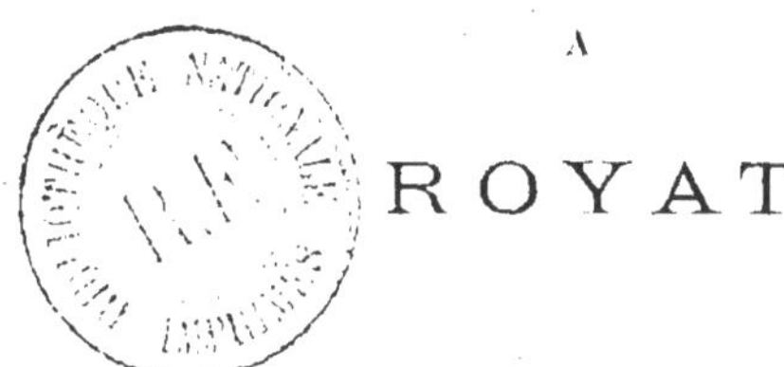

ROYAT

PAR

M. le Docteur LAUSSEDAT
MÉDECIN CONSULTANT A ROYAT
LAURÉAT DE L'ACADÉMIE DE MÉDECINE

PARIS
IMPRIMERIE ET LIBRAIRIE CENTRALES DES CHEMINS DE FER
IMPRIMERIE CHAIX
SOCIÉTÉ ANONYME AU CAPITAL DE CINQ MILLIONS
Rue Bergère, 20
1894

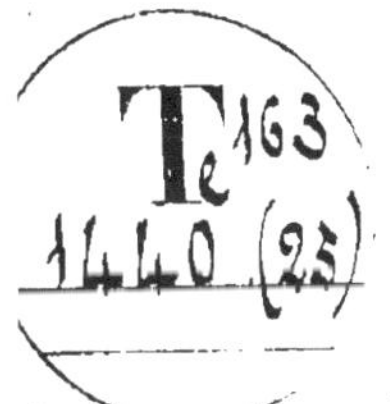

LE TRAITEMENT

DES

COLIQUES HÉPATIQUES

A

ROYAT

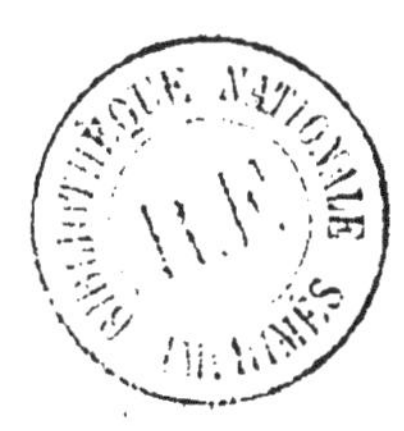

PAR

M. le Docteur LAUSSEDAT

MÉDECIN CONSULTANT A ROYAT
LAURÉAT DE L'ACADÉMIE DE MÉDECINE

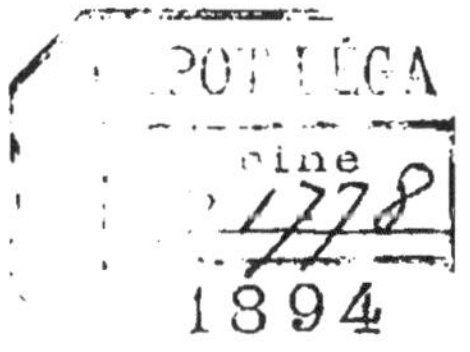

PARIS

IMPRIMERIE ET LIBRAIRIE CENTRALES DES CHEMINS DE FER

IMPRIMERIE CHAIX

SOCIÉTÉ ANONYME AU CAPITAL DE CINQ MILLIONS

Rue Bergère, 20

1894

LE TRAITEMENT

DES

COLIQUES HÉPATIQUES

A

ROYAT

Les deux grandes stations alcalines de Vichy et de Carlsbad ont conservé jusqu'alors le monopole du traitement thermal de la lithiase biliaire et nous nous expliquons que ces deux noms viennent ensemble à l'esprit du médecin lorsqu'il se trouve en présence de l'affection calculeuse du foie.

Mais ce monopole doit-il rester aussi exclusif?

Nous ne le croyons pas, et nous nous proposons de le prouver en étudiant l'action des eaux alcalines, chlorurées-sodiques, arsenicales et ferrugineuses de Royat qui, elles aussi, agissent sur le foie en le décongestionnant et sur l'état général en le tonifiant.

Quelques auteurs ont d'ailleurs, dans ces derniers temps, signalé l'action des eaux alcalines moyennes dans les cas de lithiase biliaire ancienne chez des gens anémiés.

Rotureau (1), par exemple, établissant un parallèle entre le rôle des eaux de Vichy et celui des eaux de Royat dit : « que le médecin ne doit pas perdre de vue qu'il se trouve des malades trop affaiblis pour supporter une cure dépressive à Vichy et qu'il faut les adresser à Royat, dont les eaux bicarbonatées moyennes sont moins énergiques, et sont, par contre, toniques et reconstituantes par la proportion de fer et de manganèse qu'elles renferment. »

De même Labat (2), à propos des affections des viscères de l'abdomen, signale le bon effet des eaux alcalines de Royat sur le tube intestinal et sur ses annexes et insiste plus particulièrement sur la décongestion du foie, que cette hyperémie soit accompagnée de concrétions biliaires ou non. Prévoyant la concurrence que Royat pourrait faire un jour à Vichy dans le traitement de la lithiase biliaire, Cyr (3) « tout en se défendant d'en faire une question de clocher » écrit : « Envoyer des hépatiques à Royat ou à toute autre station similaire, sous prétexte qu'ils sont anémiques, débilités et qu'on les juge incapables de supporter une cure plus active, ce n'est pas résoudre le problème. » C'est précisément ce problème que nous cherchons à résoudre aujourd'hui et nous allons tout d'abord exposer comment nous avons été amené à nous en occuper.

Exerçant à Royat depuis onze ans, j'ai eu l'occasion de donner mes soins à de nombreux arthritiques, prédisposés

---

(1) Rotureau. — Article Royat. *Dict. Dech.*, V, 3e série, p, 518.

(2) Labat. — Article Royat. *Dict. Jaccoud,* t. XXXII, page 32.

(3) Cyr. — *Traité de l'affection calculeuse du foie,* 1884., p. 318.

comme on le sait, à la lithiase biliaire ou rénale. Quelques-uns venaient à Royat pour y soigner exclusivement leurs calculs hépatiques et je fus même très surpris de recevoir il y a six ans, dans le courant d'une seule saison, 5 malades envoyés par le même médecin des hôpitaux de Paris. Connaissant bien le degré d'alcalinité de nos eaux, me souvenant d'autre part de ce qu'on avait dit de leur action dans la lithiase, je n'en étais pas moins très gêné d'avoir à les soigner uniquement pour leur foie. Faisant part de mes hésitations à mon confrère, il m'encouragea en me répondant qu'il me confiait ses malades en toute tranquillité, ayant la conviction absolue qu'ils retireraient le plus grand bien du traitement de Royat, que je possédais d'après lui le moyen de décongestionner leur foie par des bains stimulants à eau courante, et celui de combattre leur anémie par l'eau prise en boissons. Encouragé par les succès indiscutables obtenus chez ces premiers malades, il me fut possible, grâce à mes amis, d'étendre mon champ d'observations et, depuis 1887, d'instituer une méthode qui a été suivie par 22 malades (19 femmes, 3 hommes).

Les premières malades, femmes de trente à quarante-huit ans, obèses, avaient fait déjà plusieurs cures à Vichy; toutes s'étaient trouvées soulagées après la première cure, et toutes se plaignaient du retour des coliques hépatiques avec accidents aigus ou à peine atténués durant l'hiver, avec accentuation de la faiblesse, de la perte de l'appétit et de l'anémie. Mis au courant par les malades des traitements qu'elles avaient suivis à Vichy, je m'attachai à leur faire suivre une médication alcaline équivalente bien que plus tonique. A Vichy, les médecins avaient conseillé comme *traitement externe* des bains d'eau minérale, coupée au quart ou à moitié d'eau ordinaire, d'une durée de trente-cinq à quarante minutes. Comme *traitement interne* l'eau de la Grande-Grille, vingt minutes avant chaque repas, à la dose de 60 grammes pour les cinq premiers jours, puis augmentée du double, c'est-à-dire 120 grammes pendant les huit jours suivants et enfin 150 grammes pour les derniers jours ; je laisse de côté la question d'hydrothérapie que l'on peut employer partout et que d'ailleurs il me semble mauvais de généraliser.

Voici comment j'ai procédé à Royat : *Traitement externe :* J'ai conseillé aux personnes un peu excitables, le bain de la Grande Source (Grand Établissement) à eau dormante, additionné ou non d'eau ordinaire pour ne pas débuter par une stimulation trop énergique. Aux personnes moyennement excitables, j'ai conseillé les bains toujours au Grand Établissement, mais à eau minérale pure, légèrement courante, au début, puis abondamment renouvelée, d'une durée de vingt minutes au maximum. Aux malades, jeunes encore, de trente à trente-cinq ans, j'ai fait prendre le bain frais (27°) de César à eau courante d'emblée, d'une durée de dix minutes environ. Je n'ai pas à rappeler ici les bienfaits de ces deux sortes de bains, dus surtout à la présence continue des bulles de gaz carbonique, bulles qui arrivent à l'état naissant dans la baignoire.

Traitement interne : J'ai cherché tout d'abord à faire boire dans la mesure des susceptibilités gastriques, une dose de bicarbonate de soude égale à celle que l'on avait conseillée à Vichy, après avoir choisi la source la plus chaude, la source Eugénie (35°). Le problème était simple :

la Grande-Grille contient environ 5 grammes de bicarbonate de soude par litre, la source Eugénie en contient environ 2gr,5; je n'avais qu'à doubler les doses conseillées à Vichy pour faire absorber la même quantité d'alcalins. On faisait boire 60 grammes à Vichy au début, j'ai fait boire 120 grammes et j'ai augmenté aux mêmes époques les doses jusqu'à faire boire 300 et même 400 grammes avant chaque repas, quelquefois plus encore.

Je conseillais en plus et sans crainte d'affaiblir mes malades, l'usage de l'eau de Saint-Mart ou de César pendant les repas à faibles doses, un verre environ ou deux.

En procédant de la sorte, non seulement j'arrivais à faire absorber une quantité de bicarbonate de soude égale à celle que l'on a coutume de prescrire à Vichy, mais quelquefois supérieure; j'entretenais durant toute la digestion l'action des alcalins sur le foie, et j'y ajoutais, en plus, celle du fer, de la lithine et de l'arséniate de soude, si merveilleusement combinés dans les sources de Royat.

Telle a été ma manière de procéder dans sa marche la plus élémentaire et la plus générale. La crise hépatique signalée presque d'une façon constante à Vichy vers le douzième jour du traitement, n'a pas manqué de se produire, à peu de chose près, vers la même époque à Royat. Au dire des malades qui avaient observé sur eux les mêmes accidents à Vichy, les crises ont été beaucoup moins aiguës comme intensité et comme durée. Je n'ai eu que deux fois à pratiquer des injections de morphine, — dans tous les autres cas, cette intervention n'a pas été nécessaire, car les symptômes que j'observais n'étaient guère que l'esquisse d'une vraie crise. Vers la fin de la cure et à leur départ, les malades accusaient d'eux-mêmes une sensation de bien-être et de vigueur, sensation qu'ils n'avaient point éprouvée d'ailleurs après leurs cures antérieures à Vichy. Je constatais en effet que leur foie avait diminué de volume, qu'il n'était plus douloureux à la palpation, que les bruits du cœur étaient bien frappés, que la circulation générale était régulière ; dans un seul cas, j'ai noté la dilatation du cœur droit, dilatation qui a persisté malgré la diminution du volume du foie. Dans le mois consécutif à la cure, trois malades seulement m'ont écrit pour me signaler le retour d'un accès de coliques hépatiques.

Excepté chez la malade de l'observation IV, chez tous, l'état général est resté excellent et aucun n'a présenté durant l'hiver les signes de cette anémie si spéciale, dont on a accusé à tort ou à raison le traitement alcalin intensif. Je prends parmi mes vingt-deux observations cinq types différents auxquels on peut rapporter tous les autres :

I. — Mme L***, trente-quatre ans, obèse — 86 kilos, mariée, jamais de grossesse ; première colique hépatique à trente-un ans — arrive le 10 juillet 1887 — a fait trois saisons à Vichy — amélioration considérable pendant l'hiver qui a suivi la première cure ; retourne à Vichy sans en retirer le même bénéfice, les crises reviennent l'hiver suivant, plus de faiblesse, moins de résistance de l'état général. Esquisse d'une crise pendant la cure à Royat. Régime alimentaire sévère mais boit beaucoup. Après la cure, hiver excellent, revient une seconde année, second hiver excellent, sans crises, ne vient pas la troisième année, deux crises surviennent très longues et douloureuses en janvier et mars de l'hiver suivant ; revenue à Royat en 1890. Cette dame s'est trouvée tellement bien depuis cette cure qu'elle revient tous les ans dans la crainte du retour de ses coliques hépatiques et me consulte pour la forme, sachant aussi bien que moi ce qu'elle doit faire comme traitement.

II. — Mlle G***, de Toulouse, trente-huit ans, appartient à une famille de diabétiques gras dont je soigne depuis 1886 tous les membres, composée de la mère âgée de soixante-sept ans, diabétique depuis vingt ans, de son frère aîné âgé de quarante-cinq ans, albuminurique et diabétique depuis dix ans. — Mlle G*** n'est pas diabétique ; grasse aussi, elle a eu sa première colique hépatique en 1888, à trente-deux ans. Cette année, deux jours après son arrivée à Royat où elle venait pour la première fois avec sa mère, elle fut prise d'une colique tellement grave avec syncope et sub-ictère, que je l'engageai à aller à Vichy, comme son médecin de Toulouse, le Dr Amen, le lui conseillait depuis plusieurs années. Elle refusa et me demanda de la soigner avec les eaux de Royat. Je prescrivis d'emblée 400 grammes d'eau d'Eugénie, matin et soir ; le foie très volumineux et très douloureux devint rapidement moins sensible, le sub-ictère disparut en six jours, l'appétit revint et cette malade, que je fis marcher beaucoup vers la fin de son séjour, partit beaucoup mieux ; elle n'a pas eu de crises cet hiver et reviendra l'été prochain, vers le 20 juin.

III. — B***, négociant à Lille, cinquante ans, obèse, coliques hépatiques depuis douze ans. Quatre saisons à Vichy les premières années, bon résultat tout d'abord, puis retour des crises, vint à Royat il y a six ans, a fait trois saisons avec résultat parfait et surtout augmentation des forces et de la résistance; fit une saison à Vichy en 1891, le séjour lui plaisant mieux.

L'hiver suivant, revint me voir en 1892 et en 1893. Boit beaucoup et supporte très bien de grandes quantités d'eau de Saint-Mart aux repas. Ce malade a, en plus, un peu de diabète 10 ou 12 grammes qui disparaissent pendant plusieurs mois après la cure de Royat.

IV. — Mme G***, obèse, très active intellectuellement, cinquante ans, mangeant beaucoup, marchant peu, a été prise de coliques hépatiques il y a huit ans; n'a jamais voulu se plier à l'hygiène générale et alimentaire nécessaire, plusieurs saisons à Vichy; assez bon résultat seulement la première année, puis retour des crises, malgré les cures des années suivantes. Vient à Royat en 1892, le 1er juin, elle est anémiée. Sub-ictérique, le foie volumineux débordant les fausses côtes de trois travers de doigt, la vésicule, grosse comme un œuf, est très palpable, sans trop de sensibilité. Coliques hépatiques au douzième jour comme à Vichy, une seule injection de morphine, la malade termine sa cure au dix-huitième jour, sans obtenir un résultat satisfaisant. Deux crises assez sérieuses survinrent en septembre; son médecin la renvoya à Vichy en 1893 sans obtenir de meilleur résultat. Cette malade avait certainement de gros calculs avec constante menace d'obstruction des voies biliaires. Je la fréquente et il est question actuellement de la cholécystotomiser. Les eaux thermales ne pouvant pas grand'chose dans des cas semblables, il semble cependant naturel d'en essayer avant de se résoudre à une opération aussi sérieuse.

V. — Mme V***, trente-trois ans, maigre, mais d'une bonne santé habituelle, fut prise d'une série d'accès de coliques hépatiques suivis d'ictère, deux mois après son troisième accouchement à la fin de 1891. Très anémiée pas ses couches successives, elle consulta un médecin des Hôpitaux qui ne fut pas d'avis de l'envoyer à Vichy et me l'adressa en me spécifiant qu'il espérait que je guérirais à la fois les coliques hépatiques et l'anémie générale, secondaire tant aux grossesses qu'aux crises hépatiques. Cette jeune femme est rentrée parfaitement guérie de son foie et de son anémie, n'a fait qu'une ébauche de colique hépatique à son retour de Royat en août 1892, est devenue enceinte un mois après, a supporté très bien sa grossesse et n'a plus rien ressenti depuis son unique cure à Royat, du côté du foie ; il est vrai qu'elle soigne son régime alimentaire très sévèrement, ainsi que son hygiène générale.

Ces remarquables résultats que nous avons obtenus en utilisant l'eau de Royat contre la lithiase biliaire nous permettent de répondre victorieusement, croyons-nous, aux arguments dont quelques médecins s'étaient servis pour combattre l'efficacité de ces eaux alcalines, ferrugineuses et arsenicales. Cyr (1) reprochait à Royat de n'apporter

(1) Cyr. *Loco citato*, p. 318.

qu'une amélioration momentanée à l'état général et l'accusait presque d'une aggravation de l'état local. « Vouloir donc commencer, écrivait-il, par une action reconstituante directe sur le sang, c'est un expédient qui ne peut avoir qu'un résultat momentané et qui ne peut également donner qu'une sécurité de courte durée; sans compter que l'amélioration provisoire de l'état général risque fort d'être suivie ultérieusement d'une aggravation de l'état local. » En écrivant ces lignes, le distingué médecin de Vichy ne songeait pas que l'eau de Royat avait une double action et qu'elle agissait par ses bicarbonates sur le foie, en même temps qu'elle déterminait par son fer et son arsenic une augmentation du nombre des globules rouges du sang. Cette propriété reconstituante de l'eau de Royat, bien connue de tous, ne trouble en rien la décongestion de la glande hépatique et l'action des sels de soude sur la bile.

Il nous semble, d'après le résultat de nos nombreuses observations, que l'eau de Royat comme eau tonique et reconstituante ne peut être mise en doute par personne. En est-il de même de son action spéciale comme antilithiasique, action que nous voulons dès maintenant, en tenant compte des doses, assimiler à celle de l'eau de Vichy? A Royat, la dose des sels de soude est moitié moindre par litre, il est vrai; mais nous avons pris soin de prescrire des quantités doubles de notre eau, et en conseillant 120 à 150 grammes dès le début de la cure, nous ne croyons pas que cette dose puisse paraître trop élevée, même dans les cas de légère distension gastrique. Nous croirions volontiers que la quantité de 400 grammes que nous prescrivions dans les derniers jours est plutôt salutaire que nuisible, car elle favorise la diurèse et facilite les éliminations. Nous pourrions établir un parallèle entre le traitement tel qu'il se pratique à Vichy et celui que nous conseillons à Royat. D'après ce que nous avons dit, la quantité de bicarbonates ingérés dans les deux stations est la même dans un volume d'eau différent. Quant au traitement externe nous croyons pouvoir affirmer, sans crainte d'être démenti, que celui de Royat est bien supérieur à celui de Vichy. La preuve physiologique nous en est d'ailleurs fournie par l'état de la peau au sortir du bain. A Vichy, après le bain, la peau est blanche et anémiée, le sang semble avoir reflué sur les parties profondes; à Royat, pendant et après le bain, la peau est rouge et congestionnée, le sang ayant été amené à la périphérie.

Il est, enfin, une propriété de l'eau de Royat que nous tenons à bien indiquer, c'est la présence d'arsenic, sous forme d'arséniate de soude (4^{mgr},5 par litre). Indépendamment de son action stimulante il n'est pas douteux que ce sel, éliminé par le foie, n'entretienne une antisepsie spéciale des voies biliaires pendant toute la durée de la cure et même après. La présence de la lithine sous forme de chlorure de lithium, contribue elle aussi à augmenter l'alcalinité du sang et doit jouer un rôle comparable à celui des bicarbonates.

Mais ce que nous avons tenu avant tout à démontrer, c'est l'action des sels alcalins de l'eau de Royat, lorsqu'elle est prescrite à dose suffisante, dans la cure de la lithiase biliaire; cette action doit être rapprochée de celle de Carlsbad et de Vichy. Toutes ces eaux, en effet, sont alcalines et depuis les belles recherches du professeur Bouchard (1) on sait comment agissent les alcalins en pareil cas. « Si les eaux alcalines agissent utilement, ce n'est pas en activant la fonction du foie, car les alcalins diminuent la secrétion de la bile; c'est en améliorant les fonctions digestives, c'est aussi en augmentant l'alcalinité du sang et par conséquent de la bile. » J'ai voulu simplement démontrer qu'il était possible à Royat, à la fois d'alcaliniser le sang et la bile, et d'ajouter à cette action, celles du fer et de l'arsenic contre les anémies secondaires aux lithiases anciennes ou récentes.

Dr LAUSSEDAT.

(1) Bouchard. *Maladies par ralentissement de la nutrition*, 1882, p. 105.

INDICATIONS CAPITALES DES EAUX DE ROYAT

ARTHRITISME et RHUMATISME CHRONIQUE	Laryngites catarrhales, Bronchites catarrhales, Eczémas secs ou humides, Psoriasis, Dyspepsies avec distension atonique légère, Parésie du gros intestin.
ANÉMIES	Chlorose des jeunes filles, Anémie du paludisme et des convalescences.
NEURASTHÉNIES	secondaires ou Dyspepsies gastriques ou intestinales.
GOUTTE ou RHUMATISME GOUTTEUX	erratique légère, héréditaire, Gravelle, Déformation des articulations des doigts, Arthrites douloureuses.
DIABÈTES	Glycosurie symptomatique, Diabète héréditaire chez les obèses, Anémie diabétique, Dermatoses diabétiques.

AFFECTIONS UTÉRINES	Métrites du col, Catarrhes arthritiques, Dysménorrhées, Granulations chroniques, Névralgies des annexes.
MALADIES DES ENFANTS	Lymphatisme de la première enfance, Adénites cervicales, Arthritisme héréditaire de la période de développement et de la puberté.

IMPRIMERIE CHAIX, RUE BERGÈRE, 20, PARIS. — 7834-4-94. — (Encre Lorilleux).

www.ingramcontent.com/pod-product-compliance
Ingram Content Group UK Ltd.
Pitfield, Milton Keynes, MK11 3LW, UK
UKHW021017220726
13924UKWH00001B/39